AF358153

EXTRAIT

En ce qui concerne les **Eaux de Salins**, *d'un feuilleton publié dans les N°s 40 et 41 de la* Gazette médicale de Paris, *année 1859, par feu le docteur* **MÉNIÈRE**, *Médecin de l'hospice des Sourds-Muets, ancien Professeur agrégé de la Faculté de Médecine de Paris.*

Cet éminent médecin, dont la mémoire est chère à tous ceux qui l'ont connu, a publié, sous une forme charmante, un savant travail sur les eaux minérales salées, et en particulier sur Salins. L'autorité de sa parole et la fermeté de ses convictions sont de précieux témoignages, quand elles contribuent à affirmer l'action reconstituante des eaux de Salins.

GLANES MÉDICALES

« On voit de temps en temps, non pas seulement dans les salles des scrofuleux de l'Hôpital des enfants, mais dans la ville, chez des parents riches, dans de beaux appartements, de pauvres petits êtres chétifs, rabougris, pâles, offrant dans toute leur personne les traits les plus saillants de la constitution lymphatique exagérée. Une grosse tête sur un petit corps, des cheveux blonds et fins, de grands yeux bleus, doux, humides, un nez élargi à la base, relevé au bout, toujours amplement garni de mucosités, une bouche grande, aux lèvres saillantes, et puis de mauvaises dents cariées avec gonflement des gencives et salive abondante : tel est l'ensemble de ce portrait, qui ne laisse aucun doute sur l'existence de la scrophule, et présente au médecin un problème difficile à résoudre : maintenir la vie dans une organisation vicieuse et modifier aussi complétement que possible une constitution qui est la source d'une foule de maux menaçants.

« Si beaucoup d'enfants, dans les classes pauvres, deviennent scrofuleux par la privation de bons aliments, parce qu'ils habitent dans des locaux froids et humides, parce qu'ils ne subissent pas l'influence salutaire de la chaleur et de la lumière, il en est d'autres à qui l'on prodigue ces éléments de la santé, et chez lesquels on voit se développer tous les attributs de la constitution lymphatique. C'est qu'il y a des tempéraments héréditaires, des vices constitutionnels que les circonstances ambiantes les plus favorables sont impuissantes à réformer, et qui entraînent fatalement à une perte prompte et certaine des individus qui portent la peine des conditions fâcheuses au sein desquelles ils sont nés.

« Il n'est personne qui n'ait observé ces malheureux enfants. Les soins les plus attentifs, les recherches d'un luxe princier, la direction la plus habile d'une hygiène qu'on croirait souverainement efficace en pareil cas, rien ne prévaut contre un vice organique primordial, et l'on voit se développer des ganglions sous-maxillaires, des engorgements cervicaux, des abcès, des suppurations, et cette pauvre créature, en dépit de tant de précautions superflues, succombe avant l'âge, ou survit quelquefois, portant les stigmates indélébiles d'un mal qui fait le désespoir des familles non moins que la honte de celui qui en est affecté.

« Quelquefois cette cachexie strumeuse envahit plus particulièrement certains organes, les altère, les détruit, et détermine des infirmités déplorables. Les yeux et les oreilles subissent de grands désordres, et les praticiens qui s'occupent du traitement de ces affections locales en voient tous les jours de nombreux exemples, et, pour peu

qu'ils ne se bornent pas à la médecine purement empiri-
que de certains spécialistes, que les connaissances médi-
cales ne leur fassent pas trop défaut, ils ont bientôt
compris que la guérison de ces maladies locales n'est
possible qu'en modifiant profondément l'économie à
l'aide d'agents thérapeutiques doués d'une grande énergie.

« Il n'y a pas longtemps qu'on avait soumis à mon exa-
men un jeune garçon âgé de 5 ou 6 ans, réunissant au
plus haut degré tous les caractères de la cachexie strumeuse. Le mal avait envahi l'oreille gauche, il y avait eu
abcès de la caisse, otorrhée abondante, fétide ; la région
mastoïdienne s'était tuméfiée, la suppuration s'était fait
jour par trois ou quatre ouvertures, la peau s'était ulcérée
partout où le décollement du périoste et l'exfoliation os-
seuse s'étaient produits ; de sorte que ce malheureux
enfant portait sur la région latérale de la tête une de ces
maladies aussi dangereuses que dégoûtantes.

« Il était évident que l'altération locale n'était que la
conséquence d'un état général, et que l'on ne pouvait
espérer d'en modifier la nature que par des moyens énergiques. Rien ne manquait à cet enfant, les soins les plus
intelligents lui étaient prodigués, mais, au milieu des
avantages que donne la fortune à ses favoris, il fallait un
élément nouveau, quelque chose qui pût revivifier cette
existence si frêle, et, dans une consultation avec mon
honorable confrère et ami le docteur Blanche, il fut décidé
que l'on tenterait l'action des bains salés à l'aide des eaux
mères, et l'établissement de Salins fut désigné par nous.
Bien que nouveau, cet établissement avait fourni à M. le
docteur Léger, médecin des hôpitaux de Paris, des résultats tellement heureux, nous attachions un si grand prix
aux assertions d'un homme non moins éclairé que cons-
ciencieux, qu'il nous paru éminemment utile de soumettre
notre petit malade à l'usage de ces bains, dont la compo-
sition peut être graduée à volonté. La famille s'empressa
de suivre nos conseils, et après un mois de séjour, à

Salins, j'eus peine à reconnaître cet enfant, tant sa santé générale s'était améliorée. Il était transfiguré, son teint, ses allures, tout annonçait une vitalité nouvelle; il avait pris depuis longtemps l'habitude d'incliner la tête du côté de la maladie d'oreilles, la souffrance avait déterminé une sorte de torticolis permanent, la tête ne pouvait se mouvoir sur le col, l'enfant se tournait tout d'une pièce, et l'on craignait que les surfaces articulaires de la région cervicale fussent déformées par suite de cette position vicieuse.

« Les bains, les douches avaient produit un tel changement dans la nature du mal local, que l'enfant, ne souffrant plus, avait repris peu à peu la liberté de ses mouvements, et que la tête, bien d'aplomb sur ses épaules, était mue en tous sens. La plupart des ulcérations de la peau s'étaient cicatrisées, le gonflement de la région mastoïdienne avait presque disparu, la suppuration était devenue rare, elle était épaisse, inodore, et tout indiquait que les exfoliations osseuses avaient été remplacées par de bonnes cicatrices.

« Il y avait là un changement si considérable, l'enfant avait obtenu un tel bénéfice de ce traitement, qu'on ne pouvait assez admirer la prodigieuse efficacité du remède auquel on devait attribuer cette résurrection. Aussi n'hésitâmes-nous pas à prescrire une nouvelle saison de bains, et la seconde épreuve n'a pas paru moins favorable que la première.

« D'autres malades, bien moins gravement atteints, furent dirigés par moi vers Salins, et un beau jour, me trouvant un peu de liberté, je résolus d'aller voir par moi-même comment on procédait à l'application de ce médicament dont j'avais admiré l'efficacité dans des circonstances où la plupart de nos moyens d'action échouent si souvent. Donc, je pris le chemin de fer de Lyon, je m'arrêtai à Dijon pour me diriger vers Dôle, et là je trouvai un embranchement de cette ligne qui me conduisit à Salins, au milieu des montagnes du Jura, là où l'on n'aurait jamais

cru qu'il fût possible de faire courir une locomotive traî-
nant à sa suite un long chapelet de wagons remplis d'une
foule de voyageurs. Mais on commence à se familiariser
avec ce miracle d'une industrie nouvelle. La Suisse elle-
même compte aujourd'hui bien des kilomètres de railways,
et avant peu ses cantons les plus alpestres subiront le
nivellement des ingénieurs.

« Salins n'est qu'à 405 kilomètres de Paris ; on y va en
moins de neuf heures, et l'on se trouve ainsi transporté
tout à coup dans une région montagneuse, dont les beau-
tés pittoresques agissent très-favorablement sur l'esprit
des gens habitués au climat parisien. N'est-ce donc rien aux
yeux de l'homme de l'art que ce changement radical du
milieu ambiant, et l'air pur que l'on respire sur des col-
lines ombragées de sapins, l'action vivifiante du soleil qui
plonge dans les vallées et développe l'arôme des plantes,
ne constituent-ils pas des modifications de l'économie,
favorables surtout aux personnes qui vivent au sein des
cités populeuses et dans des conditions d'insalubrité no-
toire ? Ne suffit-il pas de passer quelques jours dans des
localités si heureusement partagées pour se sentir plus
alerte, plus fort, plus gai ? On mange avec plus d'appétit,
on digère plus aisément, on dort mieux, tous les organes
semblent fonctionner avec une activité nouvelle, et la vie
devient de plus en plus facile à mesure qu'on fait des
progrès dans cette heureuse acclimatation.

« Si les adultes éprouvent un tel bénéfice, il est plus
grand encore pour les enfants dont la constitution débile
se prête mieux aux influences atmosphériques ; aussi voit-on
tous les jours des changements extraordinaires s'opérer
parmi eux et une vie nouvelle apparaître dans des conditions qui semblaient ne laisser aucun espoir de guérison.
Mais ces retours à la vie et à la santé sont plus prompts,
plus complets quand on a recours à l'emploi de certaines
eaux minérales qui conviennent merveilleusement à des
natures appauvries. La cachexie strumeuse cède rapidement

à des bains chauds dans lesquels on mélange une certaine quantité d'*eaux mères*, c'est-à-dire du résidu de l'évaporation de l'eau salée. Que l'on me permette d'entrer à cet égard dans quelques détails nécessaires.

« Salins est une vieille ville, très-vieille même, et dont on parle déjà dans le dénombrement des cités gauloises fait par Ptolémée, en l'an 150 de l'ère chrétienne. Feu le Dr Germain, a qui l'on doit d'intéressants travaux sur les antiquités de son pays, pense même que Strabon, au temps d'Auguste, veut parler de la source salée de cette localité quand il dit : *Ex Sequanis optima suilla Romam perferuntur*, les meilleures salaisons de porc viennent de la Séquanie ; car d'anciens historiens désignent Salins sous le nom de *Salinæ Sequanarum*. Quoi qu'il en soit, il est certain qu'à une époque fort reculée on reconnut que, dans le fond de la vallée où existe maintenant la ville de Salins, sur le bord d'un torrent à qui ses allures ont fait donner le nom de *la Furieuse*, il existait une source d'eau fortement salée. Or, chacun sait combien le sel est nécessaire à la vie, quel rôle il joue dans l'alimentation ordinaire. On dut chercher à tirer parti de cette richesse, et bientôt des habitations se groupèrent autour de cette fontaine. Le sel qui se déposait sur ses bords indiqua sans doute le moyen d'en obtenir davantage : on soumit l'eau à une évaporation artificielle, et, dès le quatrième siècle, des documents authentiques prouvent que l'on venait chercher en ce pays du sel cuit, *sal coctile*.

« Ainsi, la découverte d'une source salée dans un désert, au milieu de montagnes escarpées, a été la cause de la fondation d'une petite ville dont la prospérité restreinte tient à des causes d'une autre nature. Mais cette source, qui a été ensevelie sous des avalanches de pierres et sous des alluvions dues aux débordements de *la Furieuse*, a été l'objet de travaux considérables, et ceux qui pénètrent sous les voûtes immenses de l'ancien établissement, qui datent du onzième siècle, admireront comme moi les efforts tentés à différentes époques pour recueillir le liquide précieux qui produit chaque année 50,000 quintaux métriques d'un sel blanc comme la neige et d'une extrême pureté.

« Mais le sel obtenu par évaporation artificielle, *ardore flammarum lympha defæcata*, laisse après lui un résidu non cristallisable par la simple chaleur, et qui, sous le nom d'*eaux mères*, contient certains principes dont la science moderne va tirer un bon parti. Aussitôt que les chimistes eurent découvert l'iode et le brôme, on ne tarda pas à reconnaître que ces substances devaient avoir, et avaient, en effet, une activité remarquable, et que l'on en pourrait obtenir de grands avantages dans le traitement de certaines maladies. L'expérience a démontré la justesse de ces prévisions ; et ainsi se sont trouvées expliquées les merveilleuses cures dues à certaines eaux minérales dans lesquelles ces agents énergiques se trouvaient contenus en quantité plus ou moins grande. Chacun savait que Balaruc, Bourbonne, Niederbronn, en France ; Kreuznach, Wiesbaden, Hombourg, en Allemagne, stations thermales célèbres par leurs propriétés curatives dans les affections lymphatiques, contiennent une grande quantité de chlorure de sodium ; mais on ne tarda pas à remarquer que toutes ces eaux salées contenaient en proportion variable des iodures et des bromures de soude et de potasse, et que c'était surtout à ces sels que l'on devait attribuer leur efficacité dans le traitement de la scrofule. On savait également que, dans tous les pays où sourdent ces eaux salines se rencontrent des bancs de sel gemme exploités depuis des siècles ; que, quelquefois ce sont des sources chargées d'une assez grande quantité de sel marin pour que l'on puisse les exploiter utilement, et bientôt on s'aperçut que les résidus de cette grande fabrication possédaient des propriétés bien plus énergiques. De là, la coutume de mêler aux bains de certaines localités, peu riches en chlorure de sodium, une quantité variable d'eaux mères, et depuis longtemps cette pratique est familière à Kreuznach, à Nauheim, à Ems et à Wiesbaden. On compose ainsi des bains gradués en rapport avec les effets que l'on veut obtenir et avec la constitution du malade.

Cette manière d'agir a un grand avantage, puisqu'elle permet de proportionner exactement le degré de force du bain à la nature du mal auquel il doit remédier et aussi à la susceptibilité du malade. J'ai vu à Salins des enfants chez lesquels une peau fine et essentiellement absorbante ne permettait pas de porter bien loin la dose d'eau mère. Dans le plus grand nombre des cas, un adulte peut très-bien supporter l'immersion, pendant une heure et plus, dans un bain contenant 60 grammes de bromure de potassium et plus de 3 kilogrammes de chlorure de sodium. On comprend l'importance d'un médicament de ce genre, les heureux effets qu'il doit exercer sur des personnes débiles et l'énergique impulsion qu'il communique à la plupart des fonctions de l'économie. Aussi voit-on, comme je l'ai dit, de véritables transformations organiques s'opérer en peu de temps.

« Ajoutez à cela les conditions atmosphériques dont j'ai parlé, les soins expérimentés de médecins attentifs, et enfin un établissement où l'on a réuni tous les perfectionnements possibles dans la disposition des cabinets de bains, et l'on ne s'étonnera pas des résultats obtenus. J'ai vu surtout une piscine où les enfants se baignent, nagent, s'amusent au milieu d'une masse d'eaux salines, et qui me paraît destinée à produire des effets remarquables chez des malades trop souvent enclins à l'inertie musculaire, que le moindre exercice fatigue, pour qui l'on craint le refroidissement et qui, vivant dans cette réserve exagérée, perdent tout droit à une existence heureuse et solide. On trouve encore dans cet établissement un local destiné aux applications hydrothérapiques, de sorte que les malades ne manquent d'aucun des moyens les plus propres à modifier profondément les constitutions les moins bien douées.

« On a prétendu que les eaux contenant en abondance

le chlorure de sodium ne pouvaient être employées en boisson ; mais l'expérience est là pour démontrer le contraire. Il faut sans doute que le sel ne s'y trouve pas dissous en trop grande quantité; l'eau de mer, par exemple, n'est pas potable : témoins la fatale expérience tentée par le czar Pierre le Grand, qui vit mourir la plupart des matelots qu'il avait voulu habituer à la boire. Mais si cette eau contient près de 42 grammes de sels de soude et de magnésie par litre, ce qui la rend absolument réfractaire aux puissances digestives, il n'en est pas de même d'un grand nombre de sources dont la teneur en principes salins est infiniment moindre. L'eau de la saline de Carlshalle, à Kreuznach, ne contient par litre que 6 grammes de chlorures; à Lons-le-Saulnier, la source exploitée en a 10 ; à Salins, la proportion de sel à dépassé ce chiffre de beaucoup ; mais, depuis qu'à l'aide de forages on a immergé la couche salifère, l'eau que l'on retire des puits à l'aide de pompes en possède beaucoup moins, et de nouvelles sources, destinées spécialement à l'usage de l'établissement thermal, n'offrent que 2, 3 et 4 millièmes de matières salines. Il en résulte que l'on possède des eaux chlorurées à tous les degrés désirables, et que les malades les plus délicats, les plus faibles peuvent les boire impunément. C'est là un immense avantage et qu'apprécieront les médecins dont les clients ne peuvent pas toujours aller au loin en chercher de semblables.

« Et puis vous trouverez dans cet établissement un médecin inspecteur, M. le docteur Dumoulin, qui connaît bien l'agent thérapeutique dont il dirige l'emploi, qui sait en varier les doses en raison des circonstances, ce qui convient à bien des malades gravement affectés d'une foule de lésions différentes d'origine et de développement. On peut donc, en toute confiance, envoyer des malades à Salins : ils jouiront des ressources de tout genre que l'on rencontre dans les établissemens thermaux les plus renommés de l'Allemagne. Ils y trouveront mieux encore ; par

exemple, un repos complet, des plaisirs tranquilles, une
société choisie et toutes les douceurs d'une hospitalité de
bon goût.

« Les médecins qui visitent un établissement thermal
ne se contentent pas d'examiner l'eau qui sort des robi-
nets, les baignoires, les douches, la piscine, ils veulent aussi,
je le suppose, connaître la nature intime du liquide bien-
faisant qui coule à flots dans cette heureuse localité, et,
après l'avoir goûtée, flairée ; après en avoir bu quelques
verres, et même après l'essai d'un bain, ils s'enquièrent
auprès des personnes compétentes d'où vient cette eau,
dans quelles conditions elle sort de la terre, et enfin quel
est le résultat le plus récent, le plus certain de son analyse
qualitative et quantitative, comme disent élégamment
messieurs les chimistes.

« Il faut bien reconnaître que la science n'a peut-être
pas encore dit son dernier mot sur ce point. Certes, tous
les ouvrages écrits dans ces derniers temps sur les eaux
minérales sont riches en analyses ; on voit de longues
colonnes de chiffres régulièrement alignés, et même l'on
peut remarquer avec satisfaction que ces colonnes s'allon-
gent à mesure que la science fait des progrès. Comparez
les travaux d'Anglada et ceux de MM. Ossian Henry, Cha-
tin, etc., et vous apercevrez aussitôt la différence. Des
procédés, non pas seulement plus parfaits, mais entière-
ment nouveaux, mettent en relief des principes minéralisateurs dont nos devanciers ne soupçonnaient pas l'existence, par exemple l'arsenic, signalé dans un si grand
nombre d'eaux minérales, et il est permis d'espérer que
les chimistes qui viendront après nous feront bien encore
quelques découvertes. On a dit et répété que le savant,
dans son laboratoire, travaillait sur un cadavre ; que les
eaux, en sortant du sein de la terre, perdaient une certaine
vitalité qui était précisément la cause de leur vertu, de
leur puissance ; mais, enfin, cette sorte d'anatomie a bien
sa valeur, et l'on ne s'est pas encore avisé de reprocher

à ceux qui étudient la structure de nos organes, de ne pas disséquer des vivants. Quoi qu'il en soit de l'imperfection des méthodes, les chimistes qui poursuivent avec une ardeur si louable la recherche des principes constitutifs des eaux minérales ont déjà fourni à la médecine pratique des renseignements capables de remplacer en grande partie le grossier empirisme qui dirigeait seul les médecins du siècle précédent, et il y aurait de l'ingratitude à ne pas reconnaître l'importance du service qu'ils ont rendu à l'humanité.

« Il y a cependant des choses que la chimie semble rejeter (se fondant sur des principes très-réels), mais que l'on est contraint d'admettre, parce que l'expérience de tous les jours vient démontrer qu'elles existent. Ainsi, par exemple, on dit que les matières salines ne sont pas sujettes à l'évaporation, que l'eau chargée de chlorure de sodium et soumise à une haute température s'évapore seule, que les sels se cristallisent, se précipitent et ne peuvent se retrouver dans l'air. J'accepte cet arrêt de la science, mais quand on a pénétré dans les vastes salles où se fabrique le sel, on sent une odeur de chlore incontestable : il faut nécessairement qu'il y ait quelque travail de décomposition, que l'état moléculaire des substances contenues dans l'eau subisse un changement, car l'atmosphère que l'on respire dans ces usines diffère essentiellement de l'air extérieur. Cela est si vrai, cette masse de vapeurs aqueuses s'exhalant de la surface des grandes cuves contient si bien des éléments nouveaux, analogues à ceux qui composent l'eau minérale, que les personnes qui les respirent en éprouvent des effets remarquables. J'ai vu à Ischl, au pied du Tyrol autrichien, des cabinets placés au-dessus de ces cuves, recevant par une multitude d'ouvertures des vapeurs chargées d'humidité et d'émanations salines; ces cabinets, où les malades sont bientôt baignés de sueur, ont encore un autre mérite: les affections strumeuses, si communes dans le pays, se modifient rapidement sous l'influence d'un air médicamenteux, et les médecins les plus éclairés, ceux qui ont le plus l'habitude d'observer les effets produits par ce mode de traitement, s'accordent tous à dire que ces cures heureuses sont dues surtout à l'action des matières entraînées par la vaporisation de l'eau salée. J'ai parlé ailleurs de cette odeur de chlore qu'on sent dans les manufactures de sel commun ; Orfila lui-même, qui s'était placé comme moi dans une de ces cellules de l'établissement d'Ischl, signalait les qualités de l'air que nous y respirions, et ne doutait pas qu'il se trouvât dans ces circonstances singulières un agent thérapeutique inconnu. Je pense même que le prix fondé par ce savant maître à l'Académie impériale de médecine pour de nouvelles recherches sur la constitution des eaux thermales vient de là, et que la pensée de certaines propriétés, qu'on peut appeler vitales et encore occultes, lui est arrivée dans la circonstance dont je parle.

« Eh bien ! j'ai retrouvé à Salins, dans les salles où se fait l'évaporation de l'eau salée, la même odeur indiquant le même phénomène, et je crois que l'on pourrait tirer parti de cette *buée* minéralisée. Aujourd'hui, dans beaucoup de stations thermales, on s'applique à établir à grands frais des salles de respiration ; l'eau, divisée à l'infini par des appareils habilement appropriés, est portée dans les bronches et y produit des effets remarquables. Il me semble que d'immenses chaudières, dans lesquelles des centaines d'hectolitres d'eau fortement salée sont soumises à une température élevée, fourniront des masses de vapeurs imprégnées de chlore, de brôme et d'iode à l'état moléculaire, sans doute, et dans des conditions matérielles et encore indéterminées, mais dont une longue expérience a démontré les bons résultats.

« Toutes les fois qu'il m'arrive de visiter un grand établissement industriel, je m'informe avec soin de la santé des ouvriers qui y travaillent, j'examine les hommes chargés des diverses parties de l'œuvre commune ; je les interroge sur leurs indispositions habituelles, sur celles qui paraissent tenir plus particulièrement à leur profession, sur la durée moyenne de leur vie, et pareille enquête, corroborée par les directeurs de l'établissement, contrôlée par les rapports des médecins de la localité, constitue une donnée suffisante pour apprécier un fait d'hygiène publique d'un grand intérêt. Or, à Salins comme ailleurs, dans des conditions analogues, j'ai entendu dire aux ouvriers employés à la fabrication du sel, qu'ils ne comptaient pas de phthisiques parmi eux, que les hommes faibles, à poitrine délicate, voyaient leur santé s'affermir, en un mot, que leur état était *sain*. Je n'attache pas plus d'importance qu'il ne faut à ces renseignements, je sais bien qu'il ne m'est pas permis de faire de la statistique avec des éléments aussi peu nombreux, aussi imparfaits; mais je sais aussi qu'il ne faut pas dédaigner les opinions collectives d'hommes qui, après tout, signalent des faits et n'ont aucun intérêt à nous tromper sur leur existence. Qu'on interprète comme on le voudra la bonne santé des *saulniers*, l'absence de cachexies strumeuses, rhumatiques, le bon état de leur peau, la vigueur de leur système musculaire, il sera difficile de ne pas tenir compte du milieu dans lequel ils vivent, et nous avons donné assez de détails sur ce point pour refuser à l'air qu'ils respirent dans l'usine une importance réelle et bien démontrée.

« Comme on ne s'avise jamais de tout, j'avoue que je n'ai pas fait de recherches sur l'état sanitaire des ouvriers qui travaillent à la fabrication du sel marin à Guérande, au Croisic et dans le département de la Charente-Inférieure ; je n'ai pas visité Dieuze, Montmorot, Arc et Gouhenans, mais j'ai vu les salines de Halein près Saltzbourg, ainsi que celle de Bex, dans le canton de Vaud, et partout où j'ai continué mon enquête, j'ai recueilli les témoignages les plus favorables sur la santé des hommes qui se consacrent à cette industrie. Je ne comprends pas comment les médecins qui ont écrit sur les propriétés médicinales des eaux salées, ont oublié de parler de ce point si important, à mon avis, et qui devient un argument si puissant en faveur de leur emploi; j'ai vainement consulté la plupart des traités les plus récemment publiés: ils sont muets sur ce chapitre que je signale à l'attention de leurs auteurs.

« On a beaucoup écrit sur Salins et, pour ma part, j'ai trouvé un singulier plaisir à parcourir le volumineux ouvrage de Gollut, historien de la Franche-Comté. Ce personnage qui vivait au seizième siècle, a recueilli avec un soin extrême toutes les preuves de l'importance de cette ville, de son ancienneté, du rôle qu'elle a joué dans les affaires politiques et religieuses de cette province.

« Ainsi, pour remédier à l'usure ruineuse des juifs établis à Salins, les bourgeois de la ville fondèrent, en 1336, un mont-de-piété, le premier que l'on connaisse, car celui de Parme, regardé comme le plus ancien est de 1488. Salins peut aussi se glorifier d'avoir eu, en 1486, la première imprimerie de toute la Franche-Comté. Cette petite ville a vu représenter un mystère en 1580; son couvent des Capucins avait une belle bibliothèque en 1593, et enfin, un jardin botanique fut ouvert à l'étude des plantes, à Marnoz, en 1580. On voit que Salins avait largement vécu de sa vie propre longtemps avant 1674, année de la conquête de Louis le Grand, époque où la Franche-Comté devint définitivement française. Ajoutons que la ville de Salins, brûlée une première fois en 1336, une seconde fois en 1398, une troisième fois en 1442, une quatrième fois en 1469, a eu la singulière chance d'être rebrûlée le 27 juillet 1825, mais alors de fond en comble, et alors de belles maisons en pierre de taille ont remplacé des habitations en bois, malsaines, obscures. Espérons que cette catastrophe récente sera la dernière.

« Parmi bien d'autres éclaircissements historiques qui paraissent absolument étrangers à notre sujet, il en est quelques-uns dont nous pouvons faire profit; par exemple, celui qui concerne le nom donné aux différents puits d'où l'on extrait l'eau salée. La plus ancienne des sources s'appelle le *puits à muire*. Or, on trouve, dit Germain dans *Pline le naturaliste* (lib. III, cap. VII) un passage ainsi conçu : *Aquam salsam Hispaniæ e puteis hauriunt, muriam appellant.* En Espagne, on donne le nom de *muria* à l'eau salée qu'on tire des puits. Cette citation intéressante nous en rappelle d'autres analogues. Bien avant Pline, Caton l'Ancien appelait *muria soluta* l'eau de mer réduite d'un tiers par la cuisson et édulcorée de miel. Celse a employé ce mot pour désigner simplement la saumure ; enfin, Perse, en parlant d'un avare qui fait maigre chère (*Sat.* VI, v. 20), dit qu'il arrose de saumure un plat de légumes desséchés :

> . . . . solis natalibus, est qui
> Tingat olus siccum muria vafer in calice empta
> Ipse sacrum inrorans patinæ piper. . . . . .

« On voit par là que le mot en question appartient à l'ancienne langue latine, qu'il a été transporté en Espagne par les Romains, et que la Franche-Comté l'a reçu à une époque fort reculée. Au reste, on sait que cette province a été longtemps espagnole, ce qui expliquerait l'usage d'une locution qu'on ne retrouve pas dans les établissements du même genre. Il y a des sources d'eau salée dans le département des Basses-Pyrénées, et je ne sache pas qu'on leur applique la dénomination de *puits à muire*. Est-il besoin de dire que les noms de *muriate*, de *muriatique* et autres dérivés, donnés par les premiers chimistes, comme Lavoisier et ses successeurs, n'ont pas d'autre origine, et que la découverte du chlore a pu seule les rendre inutiles?

« Les bromures sont, sans contredit, les principaux agents thérapeutiques des eaux salées. Ceux qui résultent de la combinaison du brôme avec le potassium jouissent d'une extrême activité, et l'Allemagne ne possède aucune source qui en contienne autant que les eaux de Salins. Les eaux mères, résultant de l'évaporation et de la cristalisation, contiennent 3 grammes 22 centigrammes de bromure de potassium par litre, d'après M. Balard, tandis qu'à Nauheim, le bromure de magnésium, le seul qui se trouve dans les sources de cette localité, n'y existe qu'en proportion beaucoup moindre. Cette seule considération suffit pour expliquer les remarquables effets produits par l'emploi des eaux mères de Salins combinées avec l'eau des bains, et la nécessité où l'on est d'en modérer l'action par des mélanges gradués. On voit, en effet, la peau des baigneurs donner des signes d'une surexcitation rapide, des éruptions fugaces se développer; aussi, le médecin attentif proportionne-t-il la dose du remède à la sensibilité des malades. Le bain ainsi chargé de principes minéralisateurs acquiert une telle densité que les personnes chargées d'un peu d'embonpoint se sentent comme soulevées. C'est une simple question de pesanteur spécifique des corps.

« Nous pourrions ajouter beaucoup de détails sur les observations cliniques faites à Salins, non-seulement dans le grand établissement thermal, mais encore dans l'hôpital de la ville et dans la clientèle particulière des honorables praticiens de la localité. Nous nous bornerons à dire que M. le docteur Dumoulin, médecin inspecteur, auquel on doit d'intéressantes recherches sur la scrofule des personnes avancées en âge, sur les diverses transformations que présente cette cachexie en occupant, non plus seulement les organes glanduleux, mais la peau et les membranes muqueuses, a vu les eaux de Salins modifier de la manière la plus utile des états pathologiques d'une extrême gravité. Nous ne doutons pas que cet agent thérapeutique, confié à des mains habiles, ne produise des guérisons remarquables dans des circonstances regardées jusqu'ici, bien à tort, comme incurables.

« P. Ménière. »

Imp. Poitevin, rue Damiette, 2 et 4.

www.ingramcontent.com/pod-product-compliance
Lightning Source LLC
LaVergne TN
LVHW010817180726
843502LV00009B/3382